LES EAUX

DE BAGNÈRES-DE-BIGORRE

dans le Traitement

DES

MALADIES DES PAYS CHAUDS

PAR LE

Docteur MONDON

Médecin Principal des Colonies en Retraite

Chevalier de la Légion d'Honneur

Chargé de Cours à l'Institut Colonial de Marseille

Médecin Consultant à Bagnères-de-Bigorre

MARSEILLE

IMPRIMERIE MARSEILLAISE

Rue Sainte, 39

—

1902

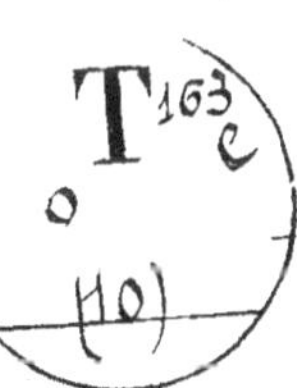

LES EAUX

DE BAGNÈRES-DE-BIGORRE

dans le Traitement

DES

MALADIES DES PAYS CHAUDS

PAR LE

Docteur MONDON

Médecin Principal des Colonies en Retraite

Chevalier de la Légion d'Honneur

Chargé de Cours à l'Institut Colonial de Marseille

Médecin Consultant à Bagnères-de-Bigorre

MARSEILLE

IMPRIMERIE MARSEILLAISE

Rue Sainte, 39

1902

LES EAUX DE BAGNÈRES-DE-BIGORRE

dans le Traitement des Maladies des Pays chauds

Une décision ministérielle vient de comprendre Bagnères-de-Bigorre au nombre des stations dans lesquelles les Conseils de Santé peuvent envoyer les fonctionnaires coloniaux.

C'est là une précieuse sanction officielle accordée à une pratique depuis longtemps suivie, avec succès, par des fonctionnaires et par des colons qui viennent chaque année demander, aux sources de Bagnères, la complète guérison des maladies qu'ils ont contractées dans les pays chauds.

Cependant ces eaux ne jouissent pas encore, dans le monde colonial, de la réputation qu'elles méritent.

Aussi ai-je pensé que ce modeste travail serait utile pour rappeler à mes camarades de l'Armée de terre et de mer et aux confrères exerçant dans les pays chauds, quelles ressources thérapeutiques naturelles offre Bagnères-de-Bigorre pour la cure des maladies endémiques.

CLIMATOLOGIE

Bagnères-de-Bigorre est une jolie petite ville, sous-préfecture des Hautes-Pyrénées, située sur la rive gauche de l'Adour, à l'extrémité d'un embranchement du Chemin de fer du Midi qui quitte à Tarbes la ligne de Toulouse à Bayonne.

S'élevant sur une pente d'un des contreforts des Pyrénées à peu près au milieu de la limite Nord de cette chaîne de montagnes si riches en eaux thermales, Bagnères a une altitude de 536 à 580 mètres.

C'est une altitude des plus favorables pour les personnes venant des pays chauds. Jourdanet et Lombard de Genève signalent les altitudes de 400 à 1.000 mètres comme séjour d'élection pour les convalescents de maladies endémiques, même pour les personnes qui n'ayant pas été malades présentent cependant toujours un certain degré de choro-anémie due soit à la température, soit à l'influence palustre. Cette altitude moyenne favorise l'hématose et n'expose jamais aux accidents pernicieux, aux hémoglobinuries qui ont été très souvent observés chez des paludiques envoyés directement dans des stations de montagnes élevées.

La pression barométrique moyenne de 714^{mm} est intermédiaire entre les hautes pressions du climat marin et les dépressions des pays de montagnes. La colonne de mercure subit du reste des oscillations très peu étendues ; les minima observés ont été 700^{mm}, les maxima 720^{mm} et ces extrêmes ont été rarement notés. Cette invariabilité de la pression est avantageuse pour les gens à système nerveux excitable, comme le sont souvent les habitants des pays chauds.

Le climat de Bagnères est un climat sédatif ; la température contribue à lui donner cette qualité. Il n'y a pas de ces brusques variations si fréquentes dans les pays montagneux et si redoutables pour les anémiques et les dysentériques. La différence entre les maxima et les minima diurnes est de 2° à 5°. La moyenne thermométrique de l'année est : 11° 4 ; elle est :

En hiver de + 5°,4 ;
Au printemps de 10°,7 ;
En été de....... 18°,0 ;
En automne de 10°,5.

La ville, surtout dans la partie haute, est bien abritée contre le vent. La violence du Nord-Ouest est brisée par les montagnes sur lesquelles il dépose son humidité. Néanmoins le renouvellement atmosphérique est bien assuré : même pendant la canicule on n'éprouve jamais à Bagnères-de-Bigorre la chaleur lourde qui accable souvent les habitants de stations placées à une altitude supérieure mais encaissées entre de hautes et arides montagnes.

L'hygromètre marque de 70 à 80 ; le pluviomètre recueille en moyenne 1.200^{mm} d'eau répartis en 130 jours de pluie

Le printemps est très pluvieux ; l'hiver offre plus de belles journées avec une moyenne de température qui n'est pas inférieure à la moyenne thermique de l'hiver de Pau.

Jusqu'à la fin de janvier, le temps permet des promenades et les exercices en plein air.

L'automne est la plus belle saison ; c'est avec l'été le temps le plus favorable à la cure thermale.

Jadis, comme en témoignent les lettres de Marguerite de Valois, les eaux des Pyrénées passaient pour avoir en septembre leurs plus grandes vertus. Aujourd'hui, les convenances sociales et la mode font clore au milieu de septembre la saison thermale qui, officiellement, dure du 1er juin au 15 octobre. Pour un colonial, il sera préférable de ne pas venir avant juillet et de prolonger plutôt le séjour jusqu'à la fin d'octobre. Les établissements restent ouverts toute l'année et les malades ou convalescents que les rigueurs du climat chassent des autres stations des Pyrénées ou des Alpes ou des Vosges peuvent, en toute saison, bénéficier de la cure thermale à Bagnères-de-Bigorre.

ÉTUDE DES EAUX

Les eaux de Bagnères-de-Bigorre ont une assez grande diversité de composition et de température.

Leur température varie, suivant la source, de 51° (Salies) à 12° (Fontaine ferrugineuse et Labassère).

De 51° à 31° il y a vingt-quatre sources réparties en dix groupes de température décroissante.

A Bagnères les eaux peuvent donc être administrées *intus* et *extra*, à l'état naturel, par conséquent avec toutes leurs propriétés, au degré de température prescrit.

La gamme de minéralisation est aussi variée que la gamme thermale.

Au point de vue des principes dominants, les sources exploitées à Bagnères peuvent être divisées en deux groupes :

1° *Les sulfurées sodiques ;*

2° *Les sulfatées calciques et magnésiennes.*

Sulfurées sodiques

Le groupe des sulfurées si nombreuses dans les Pyrénées est représenté, à Bagnères, par une seule source : la source *Labassère*.

Cette source sulfurée sodique émerge, à 10 kilomètres de Bagnères, d'un terrain schisteux de transition.

L'eau est froide (12º), d'un goût douceâtre, peu désagréable, d'une odeur légèrement sulfhydrique.

Elle est alcaline, très stable et présente à un très faible degré le phénomène du blanchiment.

Elle contient comme principes minéralisateurs dominants :

0 gr. 252 de cholure de sodium par litre ;
0 — 0465 de sulfure de sodium   —

L'analyse y décèle en outre 0,004 d'hyposulfite de sodium, des carbonates sodiques, calciques et magnésiens, des iodures, etc.

La proportion de chlorure de sodium n'est pas sans action thérapeutique, mais c'est le sulfure de sodium qui caractérise Labassère.

Dans la classe des sulfurées sodiques, Labassère occupe le troisième rang, après l'eau froide de Cadéac et les sources très chaudes de Luchon qui ont deux fois plus de sulfate de sodium ; avant Baréges qui en contient un centigramme de moins par litre ; avant Cauterets et Saint-Sauveur qui sont deux fois plus pauvres en NaS, tandis qu'Amélie-les-Bains est quatre fois et les Eaux-Bonnes cinq fois moins riches en ce principe actif.

La source des Eaux-Bonnes qui, comme Labassère, est une chloro-sulfurée sodique, contient autant de chlorure de sodium et plus de sulfhydrate, d'où son goût plus accentué.

Comme ses eaux sont recueillies à la température de 32º, elle est moins stable que Labassère.

Ces deux eaux sont exportées en grand quantité et répondent aux mêmes indications.

A Bagnères, Labassère est employée soit froide, soit chauffée au bain-marie et à l'abri de l'air, en boisson, en pulvérisations et en humages.

Pour les bains, elle est généralement élevée à la température prescrite par addition d'eau de *Théas* (49º) ou de *Salies*, eaux qui ajoutent leurs propriétés spéciales à celles de Labassère pour la cure des plaies anciennes, des ulcères des pays chauds, des eczémas et des herpès circinés si communs chez les habitants des colonies,

En pulvérisations chaudes sur le visage, nous avons obtenu de l'eau de Labassère, rapidement, la guérison d'acné et de couperose.

Prise en boisson, cette eau est décomposée, par l'acide chlorhydrique du suc gastrique, en acide sulfhydrique qui passe dans la circulation. Cette décomposition se fait très lentement, d'où absence ou rareté de renvois gazeux. .

Par suite de cette lenteur dans la formation de l'acide sulfhydrique, ce gaz, introduit peu à peu dans l'organisme, s'oxyde sans trop emprunter à la fois d'oxygène aux globules sanguins, si bien que nous obtenons, sans avoir à redouter l'anoxhémie, les effets antiseptiques et reconstituants des préparations sulfureuses. C'est à la douceur de cette action qu'est due la rareté de la fièvre ou poussée thermale.

L'absence d'excitation excessive et de phénomènes congestifs permet de faire bénéficier des avantages de la cure sulfureuse les malades atteints de tuberculoses laryngées et pulmonaires, pour qui l'emploi de sulfureuses chaudes serait imprudent.

La rapide diffusibilité de certaines eaux thermales sulfureuses peut déterminer des troubles fébriles très graves chez des convalescents d'affections endémiques du foie. Ce danger éloigne de ces sources des habitants des pays chauds chez qui de l'asthme, du catarrhe bronchique, des menaces de tuberculose indiqueraient l'usage des eaux sulfureuses. Avec la sulfurée sodique chlorurée de Labassère, bien administrée, seule ou concurremment avec d'autres eaux calciques magnésiennes, ces troubles de l'appareil de la respiration peuvent être efficacement combattus sans risques d'irriter ou de congestionner trop.

Au point de vue de la pathologie exotique qui nous intéresse surtout, cette eau qui a une action favorable sur la sécrétion biliaire peut être prescrite dans certains cas d'*acholie*. On peut ainsi utiliser son action d'antisepsie indirecte ou produire un effet curatif sur les ulcérations intestinales par l'acide sulfureux qui s'élimine par les glandes.

Disons enfin que cette eau, comme tous les produits à base de soufre, permet l'introduction sans danger de fortes doses de médicaments actifs : mercure, arsenic, nécessaires pour parer rapidement à des symptômes menaçants.

Eaux sulfatées calciques

Les sulfatées calciques magnésiennes et chlorurées forment le deuxième groupe des eaux exploitées à Bagnères-de-Bigorre.

C'est le groupe le plus important comme nombre de sources (*36*), comme débit (19.000 hectolitres en 24 heures), comme diversité de températures et multiplicité des indications thérapeutiques.

Les stations d'eaux sulfatées calciques et magnésiennes sont nombreuses en France, mais Bagnères possède toutes les variétés auxquelles chaque station doit sa renommée.

Dix-huit sources de Bagnères peuvent être classées parmi les hyperthermales (60°-35° de température) qui ont Dax à leur tête et qui sont représentées dans les Alpes par Louèche, Saint-Gervais et Brides, par Ussat dans l'Ariège.

De 35° à 25°, nous comptons à Bagnères dix sources chaudes.

Il y a, comme à Capvern, deux sources tempérées de 25° à 20°.

Enfin trois sources ayant de 20° à 11° sont analogues par leur température aux sources froides calciques de Contrexéville, de Vittel et de Martigny.

Toutes ces sources se chargent de sulfates et de carbonates calciques et magnésiens, puis de chlorure de sodium en lavant les roches gypseuses et les gîtes de sel de l'étage marin du Trias. Ainsi minéralisées dans la couche des marnes irisées ou Keuper, les eaux désagrègent les roches éruptives et leur empruntent différents métaux ou métalloïdes dont les plus importants sont le fer et l'arsenic.

Voici, d'après le *Dictionnaire de Thérapeutique* de Dujardin-Beaumetz, l'analyse de l'eau la plus chaude et la plus minéralisée :

Chlorure de sodium........................ }	0.215 .
— de magnésium................... }	
Sulfate de magnésie.........................	0.495
— de chaux..	1.670
— de soude.........................	0.033
— de potasse......................	traces
— de lithine	0.0009
Bicarbonate de chaux	0.107
— de fer........................	0.010
— de magnésie...................	0.070
— de manganèse.............	traces
— de cuivre................	traces très fortes
Arséniate de soude.......................	0.0015
Phosphate de chaux et alumine	0.007
Fluorure de calcium	traces
Silicate de chaux........................	0.055
Matières organiquse.....................	indét.
Total.........	2.6635

ACTION PHYSIOLOGIQUE

Il est impossible d'affirmer quelle part chacun des éléments décelés par l'analyse prend à l'action physiologique et thérapeutique des eaux de Bagnères-de-Bigorre. Les résultats obtenus dépendent non seulement des principes actifs qui, associés, combinent et renforcent leurs effets, mais encore de la température, de l'état électrique spécial à chaque eau naturelle prise à la source, etc., enfin du mode d'administration.

Toutes sont *sédatives, toniques, laxatives* et *diurétiques*.

C'est sans doute par les sulfates calciques et magnésiens qu'elles déterminent tout d'abord une irritation sécrétoire, puis réveillent et augmentent la contractilité de l'estomac et de l'intestin. Mais cette action est douce et la gastralgie ou l'entéralgie sont rapidement apaisées.

Elles agissent aussi sur le foie et sur les reins. A la suite de l'absorption de quelques verres, la bile est fluidifiée et sécrétée en plus grande quantité ; la diurèse est augmentée.

Par suite de cette augmentation du liquide sécrété, il se produit une chasse qui désobstrue les canaux biliaires et urinifères, d'où expulsion des mucosités ou autres produits morbides.

Si ces eaux sont utiles dans la lithiase biliaire ou rénale, elles ne le sont pas moins chez les convalescents de fièvre bilieuse hématurique dont le foie et les reins sont encombrés de débris globulaires et épithéliaux.

Comme toutes les eaux laxatives salines, les eaux minérales naturelles de Bigorre, par leur usage prolongé à doses convenables, réussissent aussi bien contre la diarrhée chronique que contre la constipation habituelle.

L'action des eaux prises en boisson est favorisée par les irrigations intestinales qui, dans les établissements des Thermes et de Salut, sont pratiquées avec tous les perfectionnements employés dans les stations les mieux organisées. Soit en douche ascendante verticale, soit en douches intestinales horizontales administrées à la pression et à la température prescrites, les eaux sulfatées magnésiennes chlorurées balaient le gros intestin et, tout en détergeant la muqueuse, produisent une action topique favorable à la guérison des rectites et des entéro-colites chroniques.

Ces eaux alcalines calcaires ont une action analogue à celle des eaux carbonatées sodiques de Vichy ou carbonatées calcaires de Pougues et par leurs sulfates et carbonates de magnésie se rapprochent de Châtelguyon et de Carlsbad. Mais elles sont moins énergiques et elles doivent être prescrites surtout dans les cas où il y a lieu de redouter une action trop vive sur la circulation de la veine porte, de l'intestin ou du foie.

Elles conviendront donc mieux que les bicarbonatées dans les états de cachexie paludéenne, et chez les coloniaux présentant des menaces d'hépatite.

En bains, ces eaux amènent rapidement une sédation remarquable du système nerveux. Cette sédation n'est pas de la dépression ; elle s'accompagne, au contraire, d'un sentiment profond de bien-être.

Du reste, la variété des ressources balnéaires naturelles permet de varier la température et le mode d'administration externe des eaux thermales, de façon à obtenir, suivant les indications, un degré de stimulation tonique parfois utile chez certains anémiques déprimés.

Les bains sont généralement donnés à eau courante : une sorte de massage est ainsi exercé sur la peau, ce qui est favorable à l'équilibre entre les fonctions cutanées et celles des organes profonds, équilibre souvent rompu, chez les coloniaux, par le passage plus ou moins brusque de la zone tropicale dans les pays froids.

Eaux sulfatées calciques magnésiennes ferrugineuses

L'illustre clinicien Trousseau explique, par la présence du fer dans certaines eaux de Vichy et de Pougues, l'efficacité de ces eaux alcalines contre l'anémie paludéenne.

Dans les eaux alcalines calcaires de Bagnères, il existe aussi du fer, et plusieurs sources ferrugineuses (*Laville, Brahauban, Metaou*) sont renommées depuis des siècles pour la cure de la chloro-anémie. Ces eaux contiennent du carbonate de fer ; elles ne sont pas gazeuses et ont une température normale de 12°. Leur action se rapproche, comme leur composition, de celle des eaux de *Forges*. Elles sont faciles à digérer, et, grâce à leur combinaison avec les sulfates terreux, n'occasionnent pas la constipation qui, trop souvent, accompagne le traitement martial de l'anémie.

Eaux sulfatées calciques magnésiennes chlorurées
et arsenicales

Le fer semble avoir été détrôné, dans le traitement de la chloro-anémie, par l'arsenic. Ce métalloïde est considéré comme un remède héroïque dans les anémies consécutives à la fièvre paludéenne.

Ses propriétés, reconstituantes et sédatives dans la neurasthénie, antiparasitaires contre le paludisme, antibacillaires contre la tuberculose, sont de mieux en mieux affirmées par la Science et par la Clinique.

Sa vogue méritée a été encore augmentée par la découverte des préparations arsenicales organiques : *arrhénals, cacodylates*, qui sont si efficaces dans le traitement des fièvres rebelles.

Dans plusieurs sources françaises, dont la plus riche en arséniates est La Bourboule, l'arsenic existe aussi facilement absorbable que dans les cacodylates. On le trouve *ainsi vitalisé*, si je puis dire, dans les eaux de Bagnères-de-Bigorre.

Les analyses du professeur Wilm, et surtout celles de MM. le docteur de La Garde et Isambert, professeurs à l'Ecole de Médecine et à la Faculté des Sciences de Poitiers, ont montré que l'arsenic se trouvait en quantité très appréciable dans cinq sources de Bagnères :

La source de Salies........	qui a	0,0015	d'arséniate sodique ;		
»	du Dauphin.....	»	0,0015	»	»
»	du Roc de Lanes.	»	0,0013	»	»
»	du Foulon.......	»	0,0010	»	»
»	de la Reine	»	0,0008	»	»

Cette proportion d'arséniate de soude classe Bagnères-de-Bigorre au second rang des stations arsenicales françaises, loin après La Bourboule qui a jusqu'à 17 milligrammes d'arséniate par litre ; à côté du Mont-Dore qui en a 1 milligramme ; bien avant Plombières dont la source la plus riche n'a que trois dixièmes de milligramme.

Quelques autres sources bagnéraises contiennent aussi des traces d'arsenic.

INDICATIONS THÉRAPEUTIQUES

Salies, la plus chaude et la plus minéralisée des sources, s'emploie en gargarismes et en pulvérisations contre les ulcérations tuberculeuses ou syphilitiques du larynx ou du pharynx, aussi bien que contre les différentes sortes d'amygdalites et pharyngites.

En boisson, son action stimulante est utilisée dans les dyspepsies atoniques, dans les parésies intestinales qui accompagnent si souvent l'anèmie paludéenne. Elle agit aussi comme excellent diurétique pour éliminer les produits morbides qui peuvent obstruer les voies urinaires, en augmentant la contractilité des uretères et de la vessie. Mais comme elle détermine de l'excitation, elle ne doit être employée qu'avec la plus grande réserve chez les malades nerveux.

On fera usage, chez ceux-ci, des eaux moins chaudes soit du groupe arsenical, telles que le *Dauphin* ou la *Reine*, soit de la classe des sulfatées calciques magnésiennes ne renfermant que des traces d'arséniate, telles que la *Rampe* ou *Salut*.

L'eau de la source du *Dauphin*, qui a 2° de température de moins que la source de Salies, est très tonique, stimulante et facile à digérer. Elle convient surtout dans les cas de dyspepsie flatulente accompagnés de diarrhée, car son usage amène la constipation.

· L'eau de la source de la *Reine* n'a que 45°; elle contient près d'un milligramme d'arsenic de moins que Salies. C'est la plus laxative des trois sources arsenicales.

Ces trois eaux, très efficaces contre la dyspepsie atonique, sont administrées aussi en irrigations intestinales chaudes et prolongées dans le traitement de certaines diarrhées des pays chauds dues autant à l'atonie du tube digestif qu'aux fermentations qui s'y développent.

Dans la dysenterie et la rectite, l'action *styptique* des eaux de Salies vient s'ajouter à l'action topique des sels de chaux et de l'arsenic sur les ulcérations du gros intestin.

Les deux autres sources arsenicales : *Roc de Lanes* et *Foulon*, ne sont données qu'en bains, qui ont naturellement des températures de 48° à 35°.

Salies, la Reine et le Dauphin alimentent aussi les salles de bains.

Salies, la source la plus chaude (51°), est surtout prescrite, quand une certaine excitation est nécessaire pour rétablir le bon fonctionnement de la peau qui, à la suite d'affections endémiques, reste longtemps sèche et sans vitalité.

A cette excitation des premiers bains qui peut se traduire par une sorte de révulsion cutanée, favorable à la décongestion des organes profonds, succède assez vite de la sédation. Néanmoins l'administration de ces bains très chauds doit être surveillée, et l'on devra le plus souvent commencer le traitement par des bains moins chauds et moins actifs.

Les propriétés stimulantes de l'eau de Salies la font prescrire dans les ulcères et les plaies atoniques ; ses propriétés antiparasitaires la rendent très efficace contre certaines dermatoses tenaces des pays chauds telles que les herpès circinès.

Pour le traitement des maladies cutanées, on dispose, aux Thermes, de petites piscines qui reçoivent de l'eau de Salies et dans lesquelles les malades peuvent, aussi bien qu'à Louèche, prendre des bains prolongés d'une heure à deux heures et demie.

En additionnant l'eau de Salies d'eau de Labassère, on peut obtenir les résultats combinés de la cure sulfureuse et de la cure calcique et arsenicale, non seulement dans les dermatoses, mais encore dans certaines manifestations de la diathèse arthritique.

Le *Dauphin* (49°), la *Reine* (45°) et le *Foulon* (36°), employés en bains, ont quelques-unes des propriétés de Salies. Leur action excitante diminue comme le degré de leur température naturelle.

En bains, le *Dauphin* convient aux rhumatisants peu nerveux, qui présentent des déterminations viscérales profondes.

La *Reine*, plus tonique et moins excitante, est employée dans le traitement des maladies des femmes, dans certaines formes d'aménorrhées consécutives à l'anémie.

Le *Foulon* est remarquable par son action adoucissante sur la peau due à la présence de conferves. Les bains du Foulon sont surtout efficaces chez les névropathes arthritiques. Ils sont prescrits avec succès chez les paludéens qui présentent des poussées congestives du foie et de la rate.

Parmi les sources peu ou point arsenicales, *Salut* est le type des eaux sédatives.

Cette eau est administrée en boisson et en bains. En bains, elle est très sédative et très tonique, mais sa température naturelle (31° à 34°) n'est pas favorable aux arthritiques, à qui des bains plus chauds doivent être prescrits.

Les bains de Salut conviennent plus particulièrement aux coloniaux anémiés et affaiblis par la chaleur de la zone tropicale, à ceux qui ont habité le Soudan ou les rives de la mer Rouge et chez qui la radiation solaire a déterminé des phénomènes nerveux se traduisant par de l'insomnie, des névralgies, de l'excitation cérébrale.

En boisson, l'eau de Salut jouit de propriétés diurétiques et laxatives. La proportion de fer (0,04) la rend très efficace dans les anémies et les chloro-anémies.

La source de la *Rampe* et la source de *Grand-Pré* qui ont à peu près la même température que Salut, sont plus laxatives et peuvent, comme Salut, être prescrites en boisson dans les cas de congestions du système veineux abdominal.

Une source plus froide (24°), *Laserre*, est la plus purgative du groupe des sulfatées calciques magnésiennes et jouit contre la congestion du foie et contre l'entérite membraneuse chronique, d'une efficacité analogue à celle des eaux chlorurées magnésiennes et sulfatées sodiques de Châtelguyon.

Parmi les sources tempérées, je citerai *La Peyrie* qui, avec une température (24°) et une composition identiques à la température et à la composition de Capvern, jouit des propriétés diurétiques semblables, qui font la réputation de Contrexéville et de Vittel.

AVANTAGES POUR LES COLONIAUX DU SÉJOUR A BAGNÈRES

De ce sommaire exposé des vertus des sources bagnéraises, nous concluons que plusieurs médications ou cures thermales peuvent être suivies à Bagnères-de-Bigorre.

Nous ne voulons pas prétendre que Bagnères puisse remplacer Vichy et Pougues, Châtelguyon, La Bourboule et Plombières, Orezza, Ussat, Néris, Luchon et Cauterets. Mais, à Bigorre, le malade trouve réunies les ressources thermales disséminées dans plusieurs villes d'eaux.

C'est là un immense avantage pour un colonial, dont le séjour en Europe est limité et qui, parfois, n'a ni le temps ni l'argent nécessaire pour se rendre près de chacune des sources qui conviennent le mieux à chacun des états morbides souvent complexes qu'il présente.

Ajoutons que le traitement thermal de Bagnères est depuis longtemps connu et apprécié contre les affections gynécologiques et contre certaines maladies dépendant plus ou moins de troubles de l'innervation spéciales à l'enfance.

Les familles peuvent donc, dans une même station, soigner et guérir les maladies dont peut être atteint chacun de leurs membres.

Les propriétés thérapeutiques des sources de Bagnères-de-Bigorre répondent, en effet, à tous les états morbides dans les-

quels les troubles fonctionnels sont compliqués de dépression des
forces et d'excitabilité nerveuse.

Cette neurasthénie existe non seulement chez les femmes,
toujours fort éprouvées par le climat tropical, mais encore chez
les coloniaux civils ou fonctionnaires qui, dans les pays chauds,
sont moralement et physiquement surmenés sans pouvoir réparer
les pertes organiques qu'ils subissent, par suite du mauvais
fonctionnement de l'appareil digestif.

La dyspepsie liée le plus souvent au paludisme est la principale
cause de l'anémie coloniale et des troubles variés qui en résul-
tent. Or, l'illustre Trousseau a signalé combien la dyspepsie et
la cachexie paludéennes étaient justiciables des eaux de Bagnères-de-Bigorre :

« Sous leur heureuse influence, l'appétit renaît, la constitution
« se réorganise; des malades atteints d'hydropisie, d'engorge-
« ments viscéraux arrivés à Plombières ou à *Bigorre* dans un
« état déplorable, en sortent, après une seule saison, dans des
« conditions notablement meilleures et guérissent souvent d'une
« façon inespérée. » (*Cliniques médicales de l'Hôtel-Dieu*, t. III,
p. 67.)

L'installation hydrothérapique de la station de Bagnères-de-
Bigorre a été sans cesse perfectionnée. Tous les procédés de
balnéation et de douches pourront y être pratiqués : *bains à eau
courante, bains-douches, bains de vapeur, massage sous l'eau,
douches ordinaires, douches écossaises, douches horizontales,
irrigations intestinales,* etc., etc.

Une grande piscine peut facilement recevoir une centaine de
baigneurs, car sa surface est de 250 mètres carrés. Cette piscine
est alimentée par la source à 46° du Grand-Bain dont la température est abaissée à 28° ou 30° par l'addition d'eau potable de la
ville. Il y coule 10.000 hectolitres d'eau par 24 heures.

Le traitement accessoire, mais des plus importants, par la cure
d'air et d'altitude, est très facile à suivre à Bagnères-de-Bigorre.

De très belles routes et des chemins bien entretenus et bien
ombragés, à pentes très douces, élèvent graduellement jusqu'à
1.200 mètres le promeneur sous les yeux de qui se déroule le
paysage le plus varié et le plus apaisant qui soit au monde.

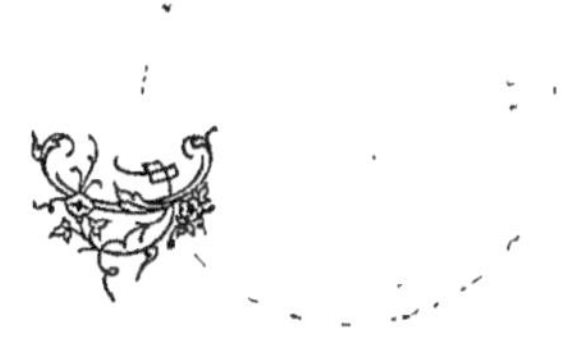

MARSEILLE. — IMPRIMERIE MARSEILLAISE, RUE SAINTE, 39.

www.ingramcontent.com/pod-product-compliance
Lightning Source LLC
LaVergne TN
LVHW020423060726
842525LV00006B/2190